Vício em Tecnologia na Infância

Vício em Tecnologia na Infância

Jade U. Guerra

A773d   GUERRA, Jade Uliano. 1989-
          Vício em Tecnologia na Infância / Jade Uliano Guerra, Rio de
        Janeiro: Independently published, 2019. 55p.

          ISBN: 9781091109681

          1. Saúde. 2. Saúde Infantil. 3. Vício. 4. Tecnologia.
        I. Título. II. Autor

                                                    CDD: 613
                                                    CDU: 614

Dedicatória

Dedico esta minha primeira obra a meus familiares, amigos e professores e a todas as pessoas que passaram na minha vida, já que cada pessoa nos traz ao menos uma lição para a vida.

"A melhor maneira de ser feliz é contribuir para a felicidade dos outros."
Confúcio

Sumário

Prefácio

Este livreto foi elaborado com base em um trabalho desenvolvido para a minha graduação. Trabalho esse que foi em grupo, porém o livro é resultado de iniciativa individual, trazendo maior detalhamento e uma maior abrangência a respeito dos temas.

Peço que mesmo lendo e se informando sobre os assuntos não deixem de procurar um especialista caso desconfie da possibilidade de qualquer transtorno. Sei que muitas vezes é difícil, mas se existe a possibilidade de algum problema existir, melhor verificar logo e tratar o mais breve possível, assim as chances de recuperação são maiores.

Nesta obra você encontrará diversos tópicos sobre vício, como ele se instala e os danos que podem ocorrer no organismo e na saúde mental. Tratarei sobre diversas desordens que podem ocorrer que são influenciadas e que também influenciam o <u>Vício em Tecnologia na Infância</u>, mas que também podem ser vistos na adolescência e na idade adulta.

A Síndrome Metabólica, deficiência nutricional, transtornos alimentares, problemas posturais, problemas na socialização, fuga da realidade... São problemas reais que atingem muitas crianças e muitas vezes por falta de conhecimento não são diagnosticados precocemente e nem tratados devidamente, quanto mais evitados...

A prevenção é o melhor remédio que existe, então o conhecimento dos mecanismos nos auxilia a prevenir e apenas assim evitaremos tratar crianças, adolescentes e adultos.

Prólogo

Hoje nós vivemos em um mundo interconectado, em que tudo muda numa velocidade extrema. Mas até que ponto nós conseguimos manter uma vida saudável tendo tanto contato com informação? E, se em adultos isso gera problemas, o que será que pode acontecer com as crianças, que são criadas atualmente com a informação na ponta do dedo? Quais são os pontos contra, já que os benefícios todos conhecem tão bem?

O vício é algo muito abordado e debatido atualmente e existe faz muito tempo. Mas, diferente do que muitos pensam, o vício tem um caminho específico para acontecer e se instalar. O Vício em Tecnologia pode causar dependência, que é quando a pessoa não consegue existir sem aquilo ou, pelo menos, é nisso que a pessoa acredita ou sente já que a dependência é uma compulsão, então a pessoa não pensa em consequências ou até consegue pensar nelas, mas não consegue se refrear, não consegue se controlar e faz uso do objeto de sua dependência seja chocolate, bebida alcoólica, droga ou nesse caso, a internet, videogames, televisão ou algum aparato tecnológico.

Já existem pesquisas e muitos debates sobre o Vício em Tecnologia em adultos, mas as crianças também são afetadas e a exposição das crianças a aparatos tecnológicos é coisa vista como comum e normal hoje em dia. Não estamos falando do móbile com música e motor para se mexer sozinho e com uma câmera para os pais poderem ver o filho a qualquer hora e de qualquer lugar. Estamos falando de televisão, tablet, computador, smartphone... Enfim, existem vários aparelhos que permitem que a pessoa tenha acesso a jogos, vídeos, música, contato com outras partes do mundo e que são usados por crianças, muitas vezes sem supervisão de adultos.

Com o acesso contínuo a aparatos tecnológicos, a pessoa acaba desenvolvendo o vício, já que um dos princípios básicos para se desenvolver um vício é a repetição do comportamento. O mesmo acontece com a criança, que para piorar a situação, não tem a cabeça de um adulto para lembrar que tem que fazer outra coisa da vida, em outras palavras, não tem discernimento para compreender que existem outras necessidades ou obrigações como o dever de casa e mesmo depois que aprendem a usar o banheiro, ainda podem ter os chamados "acidentes" já que estão focados em algo que prendeu sua atenção e não querem se afastar do seu "objeto de prazer".

Jade U. Guerra

Vício - o que é e como surge?

Vício, segundo definição do dicionário online do Google:

Substantivo masculino

defeito ou imperfeição grave de pessoa ou coisa.
qualquer deformação que altere algo física ou funcionalmente. "o v. da balança"
disposição natural para praticar o mal e cometer ações contra a moral; depravação.
tendência específica para (algo indecoroso ou nocivo) ou qualquer ato ou conduta por essa tendência motivada. "v. do jogo"
qualquer costume supérfluo, prejudicial ou censurável.
p.ext. hábito de fazer algo; mania. "o v. de estalar os dedos"
p.ext. erro contra as regras da linguagem ou de um outro saber. "cometer v. de linguagem"
dependência que leva ao consumo irresistível, esp. de bebida alcoólica ou substâncias estupefacientes.
B N.E. infrm. o hábito de comer terra; geofagia.
MG B N.E. o cio dos animais.
Origem
⊙ ETIM lat. vitĭum,ĭi 'falta, defeito, vício'

Mas, para os profissionais de saúde, como descrever o vício? Eu descreveria como um comportamento repetitivo que afeta a saúde da pessoa. Sabendo que saúde, segundo a OMS (Organização Mundial da Saúde) é um estado de completo bem-estar físico, mental e social, e não apenas a ausência de doenças, e que o vício pode afetar qualquer um desses aspectos da vida de uma pessoa.

Como já disse, o vício surge a partir de comportamento repetitivo. Isso quer dizer que quanto mais se faz alguma coisa, mais se tem a vontade de fazer, um exemplo poderia ser beber refrigerante no almoço, quando a pessoa se dá conta, está bebendo no jantar, no lanche, a qualquer hora... Mas isso é só para o refrigerante? Não. Vale para qualquer coisa até mesmo pessoas ou situações. Mas esse comportamento não é apenas um comportamento. Tudo que a gente faz na vida libera alguma coisa dentro da gente tanto antes do comportamento, quando durante, quanto após. Nossos sentimentos e emoções são manifestados a partir da liberação de hormônios (neurotransmissores). Não temos ainda como afirmar se o que vem antes é a liberação de neurotransmissores ou a ação psicológica, se existe algum fator não orgânico, entre outros. A ciência ainda está estudando muito sobre isso, então não tem como determinar tudo. A parte importante aqui é que os hormônios são a chave. Então a gente tem que entender como esse processo funciona para entender como surge o vício.

Você já deve ter ouvido falar de prazer e ele é a chave para as reações do organismo e para a satisfação, mas também é o centro de qualquer vício. Essa sensação é resultado do aumento de alguns neurotransmissores que são liberados por causa dos estímulos que o organismo recebe.

Vou explicar do começo como o mecanismo funciona. As células do cérebro são chamadas de neurônios e tem capacidade de mandar sinais elétricos para o corpo (para mover um músculo por exemplo) e de produzir substâncias para se comunicar com as células que precisam de outro tipo de comunicação. Essas substâncias que os neurônios produzem são hormônios chamados de neurotransmissores. Vale lembrar que diversas outras células do corpo humano também produzem hormônios que também atuam como neurotransmissores, não sendo apenas os neurônios os responsáveis pela secreção de neurotransmissores no organismo, mas no caso dos chamados "hormônios do prazer", os principais responsáveis são os neurônios.

Os neurotransmissores que são responsáveis pelo prazer são os hormônios endorfina, dopamina, serotonina e ocitocina. E cada estímulo pode atuar de forma diferente para liberação de um ou mais desses hormônios. Como a pessoa se sente bem, então, a pessoa vai querer mais. Um bom exemplo disso é quando alguém come uma comida maravilhosa e quer mais e mais e mais... Essa comida causa prazer e você vai querer mais disso (quem não quer?).

No caso do comportamento, é a mesma coisa. Você tem um comportamento que faz com que você se sinta bem, sente prazer ao fazer aquilo. Logo, vai querer fazer sempre que possível ou quando estiver se sentindo mal vai logo lembrar disso. Por exemplo, quando a criança cai no chão, às vezes nem se machuca, mas corre para o colo do responsável. Esse carinho faz com que a criança se sinta melhor.

Essa sensação de prazer é chamada por muitos de "sistema de recompensa". Já que o ser humano sempre está em busca por se sentir bem. Então esse nome "sistema de recompensa", é por que ele ocorre sempre que a gente faz alguma coisa para "ativar" o sistema de prazer do cérebro seja comer, fazer exercício e no caso das crianças, abraçar o responsável, brincar, comer doce...

Assim, o vício é um comportamento repetitivo que ativa o sistema de recompensa e que acaba fazendo com que a coisa saia do controle com o passar do tempo, por causa da compulsão que é um desejo incontrolável.

Por isso é sempre importante avaliar o que está acontecendo com a criança e perguntar e principalmente, entender o que se passa com ela. Já que os sentimentos não são só sentimentos, emoções, eles também são parte do organismo por causa dos neurotransmissores e como o cérebro infantil ainda está em desenvolvimento, é muito mais difícil para ela controlar seus impulsos. Conforme vamos educando a criança para compreender o mundo ao seu redor e analisar o próprio comportamento e emoções, vamos dando a elas formas de lidar com o mundo, aumentando sua autonomia, independência, empatia... Isso não quer dizer que vá ser uma criança supercontrolada, mas dá a ela uma visão de si mesma que aumenta sua capacidade de controle e por consequência faz com que ela aprenda melhor a lidar com a frustração e a fazer escolhas conscientes.

Vício em Tecnologia

Como já vimos, o vício surge por causa de comportamentos repetitivos que acabam por gerar a compulsão pela ativação do centro de prazer no cérebro. Logo o vício em tecnologia não tem muita diferença organicamente do vício por açúcar.

Muitas vezes o responsável pela criança vê traços do problema, mas acaba por ignorar seja por falta de conhecimento ou até mesmo de tempo. Antes de qualquer coisa, lembro que não convém a ninguém julgar e caso a pessoa veja que existe uma total negligência com a criança, ao invés de apontar dedos na rua ou ficar apenas "distribuindo informação" (vulgarmente conhecido como fazer fofoca), denuncie aos órgãos competentes e ajude essa família a se reestruturar, até mesmo se voluntariando a cuidar da criança por algum tempo se possível. É muito fácil narrar o certo e o errado na vida de outra pessoa, mas quem está vivendo a situação é que sabe a dificuldade que está enfrentando e às vezes a pessoa só precisa de um ombro amigo, palavras de carinho e incentivo para sair de uma situação complicada.

Mas como identificar o Vício em Tecnologia na Infância? Depende um pouco da idade, mas em todos os casos podemos ver alguns pontos em comum.

Não larga o aparelho - vai para todo lado com o aparelho na mão ou não sai da frente do aparelho ou do ambiente em que o aparelho está. Para quem tem crianças pequenas isso pode gerar até os chamados "acidentes", já que a criança não larga o aparelho nem para ir ao banheiro.

Quando você insiste em fazê-la largar o aparelho, é uma tortura para a criança e para o resto do mundo. O que se enfrenta quando se tenta tirar o aparelho da criança é birra, manha, choro e desespero. Em alguns casos, a malcriação vai a níveis em que parece que a criança está sendo submetida a uma tortura física, e você nota o desespero da criança e vê que aquilo é uma coisa que causa uma dor real (ou pelo menos parece e os vizinhos já querem ligar para o conselho tutelar pensando que você é um psicopata).

A malcriação e o mal humor podem durar horas ou até mesmo no dia seguinte e só para quando você devolve o aparelho ou libera o uso novamente.

A criança abre mão de coisas que normalmente gosta para continuar com o aparelho seja o bolo de chocolate ou o passeio no parque, ela deixa para lá e fica com o aparelho. Isso acontecer uma vez é até normal, às vezes tem alguma coisa que realmente interessa... Mas caso isso ocorra repetidamente, é hora de observar melhor.

A criança não dá atenção ao mundo externo (*phubbing*). Você fala com a criança e ela não escuta, não responde...

Caso note um ou mais desses sinais, está na hora de buscar uma solução para o problema, mas não quer dizer que já seja vício. Para confirmar o diagnóstico é necessária a consulta com o psicólogo para que o diagnóstico seja preciso. Não hesite em pedir ajuda. Não é errado não saber o que está acontecendo. Ninguém foi educado para saber o que fazer em qualquer situação que aconteça na vida.

Mas o que faz o Vício em tecnologia na Infância ser tão prejudicial? Por que motivo estou trazendo esse assunto à tona em um momento que a informação está tão disseminada e todos devem ter acesso a ela?

Partindo do princípio que tudo demais faz mal, trago aqui alguns tópicos que serão abordados mais adiante e são consequências do Vício em Tecnologia na Infância:

- Depressão
- Ansiedade
- Isolamento do mundo real e *phubbing*
- Transtornos de personalidade
- Problemas no relógio biológico
- Problemas na coluna, de postura, LER e fins

- Obesidade e Síndrome Metabólica
- Transtornos alimentares e problemas nutricionais

Além destes tópicos, temos sempre que tomar cuidado pois muitas vezes a gente pensa que o problema é um e na verdade é outro. Um exemplo disso é o Transtorno de Espectro Autista, conhecido popularmente como autismo, que possui diferentes graus e pode ser mascarado por um comportamento semelhante ao do Vício em Tecnologia, com isso ressalto a importância de buscar profissionais experientes que possam oferecer um diagnóstico preciso e realmente tratar o problema caso ele exista.

Depressão

O termo adotado na antiguidade para descrever o que hoje conhecemos como depressão era melancolia. Hoje nós já separamos a melancolia da depressão e vemos o desenvolvimento de uma doença potencialmente incapacitante que já é parte da vida de milhares de pessoas ao redor do mundo.

Muitas pessoas veem a depressão como tristeza ou mesmo nostalgia, insatisfação, frustração... Mas a depressão enquanto doença é muito mais que isso. As frustrações e perdas atualmente vem em grande volume e se somam a notícias de calamidades e tragédias que inflam o IBOPE das grandes redes midiáticas e apenas servem para aumentar a sensação de impotência e isolamento do ser humano, sendo raras as oportunidades que temos de realmente fazer algo para auxiliar as vítimas, isso quando não somos nós mesmos as vítimas desse enorme descaso emocional.

Atualmente podemos encontrar listados os sintomas da depressão na internet, mas um ponto que não é tão ressaltado é que para que haja o diagnóstico é necessário que se experimente esses sintomas por pelo menos duas semanas continuamente. Com isso vemos pessoas muitas vezes se auto diagnosticando com depressão sendo que estão experimentando um estado emocional alterado que não se caracteriza como a doença depressão.

"Antes de diagnosticar a si mesmo com depressão ou baixa autoestima, primeiro tenha certeza de que você não está, de fato, cercado por idiotas."

frase atribuída a Sigmund Froid.

Outro ponto que não vemos ressaltado é que a depressão é uma doença multifatorial (isso quer dizer que depende de diversas coisas e não de uma coisa em específico), que tem fator genético envolvido, mas como o diagnóstico genético ainda é muito caro, raras são as pessoas que tem a real possibilidade de acesso por isso se faz a verificação da genealogia da pessoa para saber se há uma possibilidade de ter perfil genético para o desenvolvimento da depressão. Mas, ora, como saber se o diagnóstico do parente foi acertado já que a depressão não deve teoricamente apresentar alterações em órgãos mesmo na necropsia? Isso é assunto para outro livro, mas é ponto interessante de reflexão.

De qualquer forma, a depressão é uma doença e deve ser tratada. Não é apenas uma frescura ou uma tristeza, já que muitas vezes nem tristeza é experimentada no paciente depressivo, sendo descrita como uma total falta de emoção, ou como muitos descrevem, falta de vontade de fazer qualquer coisa que seja.

No organismo, a depressão pode afetar os neurotransmissores acetilcolina, dopamina, serotonina, endorfina e noradrenalina, o que gera o desequilíbrio orgânico e impede ou dificulta o acionamento do mecanismo de recompensa, o que faz com que a pessoa não sinta ou tenha dificuldade em sentir prazer.

Tendo consciência que há fator genético envolvido, se torna lógico que existe a possibilidade da manifestação da depressão na infância e sendo uma doença multifatorial precisa-se levar em consideração o fator ambiental, que é onde a criança vive e o fator social, que é seu convívio com outras pessoas. Mas tem um outro fator que normalmente é esquecido, que é o fator nutricional, que será abordado mais adiante em outro capítulo.

Existem diversos sinais de alerta para a depressão na infância:

Mudanças significativas de humor - era calmo e ficou mais agitado ou o contrário, era uma criança feliz, ativa e agora está quietinha ou o oposto... Sabe quando parece que a pessoa mudou de personalidade? Então...

- Diminuição da atividade e do interesse - a pessoa perde o prazer de fazer as coisas. Então esse é um sintoma clássico para qualquer idade.

- Queda no rendimento escolar, perda da atenção - a depressão afeta a visão e a capacidade cognitiva.

- Distúrbios do sono - normalmente na depressão a pessoa tende a dormir mais, mas o oposto também pode ocorrer.

- Aparecimento de condutas agressivas – a criança não se sente bem e por isso se torna impaciente.

- Auto depreciação - sou feio, sou burro, não faço nada direito... A pessoa se culpa por tudo e sempre está errada.

- Perda de energia física e mental - tudo é feito com esforço e a criança logo se cansa.

- Queixas somáticas - dores, coceira... Tem de tudo... Geralmente as queixas não tem justificativa clínica, isso quer dizer que quando vai ao médico, está tudo normal e ninguém sabe o porquê de estar acontecendo aquilo ou então a justificativa é estresse.

- Fobia escolar - medo de ir para a escola.

- Perda ou aumento de peso – ocorre por alteração no metabolismo.

- Cansaço matinal - dorme e acorda cansado.

- Aumento da sensibilidade (irritação ou choro fácil) - mesmo em situações que não são tão tocantes assim.

- Negativismo e pessimismo - a criança coloca defeito em tudo, nada nunca está bom.

- Sentimento de rejeição - a criança se sente rejeitada mesmo sem motivo.

- Ideias mórbidas sobre a vida - viver ou morrer não importam...Tudo soa igual...

- Enurese e encoprese (urina ou defeca na cama) - os acidentes...

- Condutas antissociais e destrutivas - não querer falar com as pessoas ou sabotar as relações de amizade são exemplos.

- Ansiedade – vou abordar mais sobre a ansiedade em outro capítulo.

- Hipocondria – acredita estar sempre doente e sempre precisa de remédio para isso ou aquilo... Fique atento.

A depressão e os vícios sempre andam juntos muitas vezes em uma relação simbiótica, onde não se sabe o que veio primeiro: o vício ou a depressão. Se levarmos em consideração que a depressão também tem como causa o fator social, vemos que o distanciamento das crianças de atividades com outras crianças e até mesmo com adultos gerado pelo Vício em Tecnologia cria um ambiente propício para o desencadeamento da doença, que irá mostrando seus sintomas aos poucos até o momento que seja diagnosticada e tratada.

Ansiedade

A ansiedade é algo relativamente normal no dia a dia das pessoas, já que quando desejamos algo queremos que aconteça o quanto antes. Com isso digo que certa dose de ansiedade na vida é algo até mesmo indicativo de uma mente saudável.

A ansiedade que trato aqui é o Transtorno de Ansiedade, uma doença que pode chegar a ser incapacitante e desencadear diversos outros transtornos psicológicos, além de contribuir com males físicos como hipertensão e diversas cardiopatias (doenças do coração).

O Transtorno de Ansiedade, assim como a Depressão, são classificados como transtornos afetivos pela psicologia e muitas vezes, afetam conjuntamente um indivíduo, o que pode confundir e dificultar um diagnóstico preciso, sendo confundido muitas vezes com Transtorno Afetivo Bipolar.

Diferente da Depressão que tende a se manifestar como apatia, no ansioso temos uma manifestação característica de energia excessiva, o que no caso de crianças pode acabar sendo visto como Transtorno de Atenção. Por conta disso, o mais importante como responsável por crianças é o diálogo e a compreensão de como a criança se sente e o que ela pensa, sem julgamentos ou reprimendas, sempre praticando a escuta ativa primeiro e direcionando o comportamento depois.

A escuta ativa é ouvir sem julgar, recriminar e até mesmo interromper, buscando entender o que está sendo dito. Esse primeiro momento é para realmente compreender o que está acontecendo para a pessoa e é necessária a empatia para tanto. Por empatia, lembre-se que nunca conseguiremos compreender plenamente o que outra pessoa sente, mas sempre conseguiremos saber se faz com que a pessoa se sinta bem ou mal, mesmo que em situação similar você não encontre problema em passar por aquilo, para outra pessoa pode ser algo muito complexo e até mesmo doloroso. É mais fácil termos empatia com situações que já passamos, mas isso não impede que consigamos entender que a pessoa se sente bem ou mal com alguma situação que não tenhamos passado. Às vezes uma morte pode ser vista por alguém com alegria, enquanto normalmente é um momento de profunda tristeza, para compreender o motivo da emoção deve-se abrir mão das próprias emoções e focar na emoção da outra pessoa a partir das experiências dessa pessoa.

Exercer a escuta ativa com crianças pode ser mais simples ou complexo, dependendo de quem esteja praticando, pois as emoções das crianças podem até parecer mais simples porém muitas vezes são o mesmo misto de sentimentos que os adultos possuem mas com a emoção principal com uma manifestação mais forte, o que pode gerar uma incompreensão das nuances dos sentimentos e a descaracterização deles durante a escuta e posterior entendimento do adulto.

Uma situação normal de ansiedade para crianças é o primeiro dia de aula. É um momento em que a ansiedade pode ser vista como saudável, mas dependendo da proporção que alcance, pode ser indicativo de necessidade de observação desse fator. Em um momento como esses é sempre interessante ouvir o que a criança tem a dizer, praticando a escuta ativa e a auxiliando a entender os pontos que são de preocupação desnecessária, mas não invalidando a preocupação da criança e sim a auxiliando a compreender suas emoções e direcionando sua energia para pontos que realmente estejam dentro do controle dela, que são referentes ao próprio comportamento e pensamento.

Sintomas psicológicos do transtorno de ansiedade:

➢ Timidez: não é a timidez pura e simples, mas o medo de fazer alguma coisa errado que gera essa timidez, chegando ao ponto de a criança tremer, suar, ficar vermelha e até vomitar por medo de fazer alguma "besteira".

➢ Perfeccionismo: não é só o querer fazer tudo certinho, perfeito. É mais profundo. É um perfeccionismo que vem da necessidade de não receber críticas. A criança cria todo um universo crítico na cabeça e não quer viver nada daquilo no mundo real, então busca fazer tudo perfeito. Mas na cabeça dela, ela já viveu várias e várias vezes a reclamação, crítica e a rejeição por ter feito algo errado.

➢ Medo: são medos de coisas que todos tem, mas acabam se tornando exagerados e alguns desses medos chegam a ser irracionais. Da forma como está o mundo atualmente, é até um pouco complicado encontrar esses medos irracionais, mas seria algo do tipo: "Eu não quero ir para a escola porque um vulcão pode entrar em erupção e matar todo mundo." (Foi difícil pensar em algo que seria classificado como irracional, já que o jornal ajuda muito a criar medos... Assalto, sequestros, aviões caindo, terremotos... o mundo está um caos...). Também tem o medo de ser abandonado, medo da rejeição, medo do medo...

➢ Lembranças ruins volta e meia aparecem: ao invés da criança lembrar do passeio, lembra do sorvete que caiu, do colega que falou algo e ela se sentiu mal...

Com esses sintomas psicológicos frequentes, começam a aparecer os sintomas físicos. Alguns deles:

- Suor excessivo,
- Tremores,
- Dores musculares,
- Insônia,
- Roer unhas,
- Bruxismo (ranger os dentes durante o sono),
- E diversos outros sintomas relacionados ao estresse.

Lembrando que sempre que for notada a presença de sinais ou sintomas que que remetam a necessidade de atenção e observação é indicado que seja feito o acompanhamento com o profissional responsável seja o pediatra ou o psicólogo.

Isolamento do mundo real e o fenômeno do *phubbing*

O isolamento do mundo real geralmente tem início com um fenômeno que hoje é chamado de *phubbing*. Esse fenômeno tem sido estudado e é um tanto preocupante, já que é caracterizado por uma apatia completa a estímulos externos e foco completo no mundo virtual. Como exemplo temos diversos vídeos com pessoas se machucando seriamente por não prestarem atenção no trânsito enquanto andam pela rua sendo até mesmo atropeladas, mas existem vídeos mais leves de pessoas praticando o *phubbing* circulando pelas redes sociais e memes interessantes e hilários, mas que retratam a gravidade da situação.

No caso de crianças pequenas, você consegue observar esse fenômeno com clareza quando eles estão assistindo vídeos. Dependendo da situação, nem o bolo de chocolate é páreo... Apesar de ser um comportamento relativamente normal se torna algo preocupante quando vira padrão e não fato isolado. Não é só com aquele vídeo ou aquele jogo. A criança começa a dar muita, muita atenção ao aparelho.

O *phubbing* pode evoluir para o isolamento do mundo real, que é onde a criança se isola em um mundo de fantasia ou tecnológico e cessa as interações com o mundo real, se fechando apenas no mundo virtual. Assim ela se isola socialmente e sem a interação social a criança perde grandes oportunidades para amadurecer e fazer amigos. As crises do mundo real são ponto importante na formação da personalidade da criança e necessitam existir, já que vão solidificar a visão de ética e moral. E por causa desse isolamento podemos ter uma fuga da realidade, que é algo realmente preocupante. Se a criança já passou da fase da fantasia, onde real e imaginário se misturam na cabeça e é normal ter amigos imaginários que recebem a culpa pelo mau comportamento, é onde realmente deve morar a preocupação. Geralmente a fase da fantasia em estimativa média de se encerrar por volta dos 5 anos e é um dos indicativos do fim da primeira infância, mas cada criança interage de uma forma, então só o psicólogo pode avaliar bem a situação.

O isolamento social pode acarretar em outras doenças como a depressão, ansiedade, fobias e ainda a criança pode desenvolver outros isolamentos como o emocional e o afetivo.

O isolamento do mundo real é algo que deve ser visto com atenção, pois muitas vezes a criança não sabe diferenciar o real do imaginário e confundindo esses pontos, não tem como distinguir verdade de mentira, com isso se torna complexo para o responsável repreender a criança ou direcionar sua conduta.

É interessante também observar a interação social da criança para ter certeza que os colegas o tratam com respeito e que a iniciativa do isolamento parte da própria criança e não acaba ocorrendo por conta dela estar inserida em ambientes hostis. Também é interessante verificar se os valores das outras famílias são similares aos que o responsável passa para a criança, pois havendo conflito de valores a criança pode entender aquele ambiente como hostil.

Transtornos de personalidade

Quando a criança tem a possibilidade da exposição da própria imagem e pensamentos muito cedo, normalmente não tem a maturidade para lidar com isso. Sejamos honestos, mesmo adultos muitas vezes tem dificuldade em lidar com a rejeição, frustração e má interpretação de terceiros em redes sociais, alguns chegando até mesmo a excluir suas contas e tendo que buscar auxílio médio para superar o trauma. Pensando nisso, o que a superexposição pode fazer com uma criança?

Vale ressaltar que não estou apenas tratando de crianças na primeira infância (até os 5 anos completos), que geralmente tem suas contas em redes sociais feitas e mantidas por seus responsáveis, atualmente vemos crianças com 10, 9, 8 e já vi criança de 7 anos com conta nas redes socias. Isso sem falar nas plataformas de vídeo, em que a criança consegue fazer comentários usando apenas os emojis e pode acabar desencadeando uma onda de "haters" direcionando seu ódio em alguém que não vai saber se defender (quando não souber ler ainda, tudo bem, mas dependendo da imagem que enviarem pode ser complicado).

Com o filtro emocional que os meios digitais criam, acabam contribuindo para a construção de Transtornos de Personalidade já que a empatia deve ser trabalhada desde cedo a partir da socialização. Como os Transtornos de Personalidade também tem fundamento genético, em alguns casos há a possibilidade deles se desenvolverem independente do ambiente, mas vale lembrar que ninguém é igual a ninguém, então um ambiente que é saudável para um pode não ser saudável para outro e mesmo pessoas criadas em ambientes hostis podem ter vidas completamente diferentes, tudo isso com base na sua própria experiência de vida.

Alguns transtornos de personalidade que vejo que podem sofrer grande influência da falta de interação presencial com outros seres humanos e com a disseminação de informações que se consegue na internet são os transtornos de personalidade paranoide, histriônica, borderline, esquiva, dependente e narcisista. Mas obviamente outros transtornos de personalidade podem ser influenciados, principalmente a depender da conduta da criança na internet, que muitas vezes acaba passando despercebido pelos responsáveis dependendo da idade da criança, já que ela vai ganhando autonomia conforme vai crescendo.

Durante o advento das eleições presidenciais de 2018 no Brasil, me deparei com pessoas online com um tipo de interação que já era descrita por muitos, mas que eu ainda não havia tido a oportunidade de experimentar e presenciar. Os *"haters"* aparentemente se multiplicaram, atingindo diversos círculos sociais, isso posso narrar com tranquilidade que aconteceu sobre os eleitores de diversos candidatos não podendo direcionar essa observação a nenhum caso isolado, enquanto isso em suas vidas cotidianas "ao vivo" eles procuravam se manter muitas vezes dóceis, amáveis e afáveis. Trago esse parêntese para que você possa refletir sobre como a personalidade de diversos adultos está alterada e muitas vezes até sinalizando a presença de um transtorno e que esses adultos educam crianças, que irão interagir nas redes da mesma forma que eles, expondo a criança pela qual você é responsável pela educação a esse tipo de comportamento que eu classifico como altamente instável e danoso. Isso não quer dizer que você necessariamente vá cortar a internet da sua casa, apenas quer dizer que há a real necessidade de educar a criança para a interação digital, trazendo a ela a consciência que a vida digital é uma extensão e parte de sua vida real e não uma vida à parte.

Conforme temos crianças maiores tendo contas em redes sociais, também se consegue notar que alguns padrões de comportamentos existentes e que poderiam passar despercebidos pelos responsáveis pode ser visto, mas quando se trata de uma criança mais complicada, a existência de perfis *"fake"* pode acabar com a estratégia de liberdade vigiada.

Um outro ponto importante de ressaltar são os *"web influencers"*, que disseminam informações diversas a respeito de inúmeras coisas e que são verdadeiros astros da internet, então é importante saber quem é o ídolo de seu protegido buscando informações sobre ele em diversos canais e assistindo ao menos alguns de seus vídeos.

Lembre-se sempre que se você desconfiar de algum comportamento repetitivo e não saiba o que fazer a respeito, é importante buscar ajuda. Então procure um psicólogo e converse sobre o que está acontecendo.

Problemas no relógio biológico

O ciclo circadiano é popularmente conhecido como relógio biológico e é uma sequência de acontecimentos orgânicos que serve para regular o funcionamento do organismo como os estados de vigília (acordado) e sono (dormindo), fome, cansaço...
Diversos neurotransmissores atuam para a regulação do organismo humano e seria muito interessante falar sobre todos os mecanismos, mas aqui vamos tratar basicamente do sono, que é um fator chave para a regulação do organismo e sempre principal tema abordado quando se trata de ciclo circadiano.

O principal influenciador do sono é a luz, principalmente a luz azul que é emitida por aparelhos eletrônicos e pelas lâmpadas de luz branca que normalmente encontramos em escritórios e prédios comerciais, mas atualmente também é muito utilizada em residências. Obviamente é lógico que seja usada a luz branca em lugares onde há a necessidade de se manter alerta, no caso, acordado, mas a popularização do uso de luz branca em ambientes domésticos pela maior claridade acabou se tornando um fator de impacto negativo à nossa rotina de sono e muitas vezes não nos damos conta disso.

Os lipídios (colesterol, mais conhecido como gordura) que ingerimos tem sua síntese em diversas substâncias, no caso do sistema de sono/vigília, um importante regulador é a serotonina (que é sintetizada a partir de lipídios) que será biossintetizada posteriormente pela glândula pineal, que é regulada pela luz, em melatonina. A melatonina é o hormônio responsável por sentirmos sono. Sono, não cansaço. O cansaço é acontece por vários outros fatores, e o principal hormônio responsável pela sensação de cansaço é a adenosina.

Um hormônio que é especialmente especial para as crianças, mas é necessário para todos, é o Hormônio do crescimento, que é liberado pelo corpo em maior quantidade nas primeiras duas horas de sono profundo, então tem que dormir e dormir bem para liberar esse hormônio que é necessário para o crescimento e amadurecimento do organismo.

A falta de um sono adequado pode gerar irritabilidade, ansiedade e até contribuir para o surgimento da depressão e de outros transtornos tanto afetivos quanto de personalidade.

No caso das crianças, a rotina de sono é criada de forma relativamente fácil, o maior problema é conseguir implementá-la, mas a implementação do ritual de sono ajuda bastante na implementação.

Como elaborar uma rotina de sono

O ideal seria conseguir trocar as lâmpadas de luz branca por lâmpadas de luz amarela, mas como isso nem sempre é possível, seria interessante ao menos reduzir a iluminação da casa cerca de 1 hora a 1 hora e meia antes de deitar, sendo preferível que essa redução ocorresse cerca de duas horas antes. Mas sendo realista, é raro que alguém consiga fazer isso e que se torne um plano a longo prazo que será executado algum dia num futuro distante (em outras palavras, não vai acontecer), então vamos usar a janta como fator norteador para a rotina de sono.

A relação entre banho e janta sempre são interessantes, tem pessoas que preferem dar o banho antes da janta, já outras pessoas preferem dar o banho depois da janta, então vamos ao tempo: se der banho antes da janta, não precisa se preocupar com aguardar um pouco, mas caso dê o banho após a janta, o ideal é aguardar 20 minutos depois de jantar para dar o banho na criança. Outro ponto importante é lembrar que é necessário que se aguarde ao menos 45 minutos antes de deitar após a janta.

Também existe um tempo médio de sono por faixa etária que deve ser respeitado.

- Recém-nascidos (0-3 meses): o ideal é dormir entre 14 a 17 horas por dia, embora também seja aceitável um período entre 11 a 13 horas. Não é aconselhável dormir mais de 18 horas.

- Bebês (4-11 meses): Recomenda-se que o sono dure entre 12 e 15 horas. Também é aceitável um período entre 11 e 13 horas, mas não mais do que 16 ou 18 horas.

- Crianças pequenas (1-2): não é aconselhável dormir menos de 9 horas ou mais de 15 ou 16 hora. É recomendável que o descanso dure entre 11 e 14 horas.

- Crianças em idade pré-escolar (3-5): 10-13 horas é o mais apropriado. Especialistas não recomendam dormir menos de 7 horas ou mais de 12 horas.

- Crianças em idade escolar (6-13): o aconselhável é dormir entre 9 e 11 horas.

- Adolescentes (14-17): Devem dormir em torno de 10 horas por dia.

A partir desses dados elaborar a rotina de sono ou ajustar a rotina existente se torna mais fácil.

❖ Primeiro passo: Que horas a crianças deve acordar? Então que horas deve dormir?

A partir da hora de acordar, você consegue calcular e descobrir a melhor hora de dormir.

Por exemplo, pela lista você já sabe que uma criança de 2 anos precisa de entre 11 e 14 horas de sono. O tempo exato você só descobre com o passar dos dias, de acordo com a média que a própria criança vai fazer. A ideia é que você observe e anote e lembre: seu filho está sempre crescendo e o tempo de sono dele vai sendo alterado pelo próprio organismo. Então sempre que você se acostumar, as coisas vão mudar e você vai acabar tendo que se readaptar conforme a fase de desenvolvimento da criança.

Então, se a criança de 2 anos precisa acordar as 7 da manhã, deveria ir dormir por volta das 17h do dia anterior (para ter as 14 horas de sono) ou, no máximo, as 20 horas (para ter as 11 horas de sono).

❖ Segundo passo: Janta!

Qual é o horário que a janta é servida na sua casa?

Geralmente não usam o horário da janta como algo importante na rotina de sono, mas é. O horário que a criança janta deve ser relacionado, já que não é interessante ir se deitar com a barriga cheia e tem a questão do tempo para dar o banho. O ideal é que a janta seja servida e que logo após seja reduzido o ritmo. Nada de brincadeiras agitadas, nem de televisão ou vídeos online. Você pode aproveitar esse tempo para fazer a criança começar a participar da rotina da casa, seja ajudar a tirar a mesa ou guardar os brinquedos. O que a criança pode fazer depende mais da fase da criança e dos limites que você estabelecer.

❖ Terceiro passo: Banho! Escovar os dentes!

Não necessariamente nessa ordem. Tem gente que vai preferir que a criança escove os dentes logo após a janta. Eu sempre preferi dar um tempinho e escovar os dentes antes do banho, mas conheço pais que preferem que a criança escove os dentes depois do banho. Acredito muito que cada família deve estabelecer a sua própria rotina, da melhor forma possível. Já na altura da hora do banho, é interessante diminuir a iluminação da casa. Assim você já está falando para o organismo da criança: "Dormir", sem precisar dizer que vai dormir.

Quarto passo: História!

Pode ser contar uma história, ler um livro, falar um pouco sobre o dia... Cada família tem sua forma de fazer. Eu acho legal sempre alternar, para não ficar uma coisa enlouquecedora para os responsáveis... Tem criança que quer sempre o mesmo livro ou ter aquela obrigação de ter sempre uma história diferente, de qualquer forma, isso é desesperador. Acredito que o que querem sempre reforçar é da importância de estar um tempinho com a criança. Então, aproveite esse tempo.

❖ Quinto passo: Tabela ou agenda.

Com tanta conectividade, ainda tem gente que prefere usar tabelas de papel para deixar tudo bonitinho num item que não vai descarregar e te deixar na mão. Tem quem prefira colocar na agenda do celular com lembrete. Cada um faz da forma que preferir.
Como ficaria isso no passo a passo?

Vou usar para exemplificar a rotina para uma criança de 5 anos.

❖ Passo 1: Acordar as 7:30, então dormir às 21:30.

❖ Passo 2: Jantar às 20h.

❖ Passo 3: Banho às 20:40h

❖ Passo 4: História de 21h às 21:20

E pronto!

Ressalto que cada coisa tem o seu tempo e cada criança tem seu tempo, então não dá para separar 10 minutos para o banho se a criança precisa de meia hora. Procure sempre colocar um tempinho extra para cada coisa, assim fica tudo sempre dentro da mesma média conforme a criança for crescendo.

Problemas na coluna, de postura, LER e fins

Sei que é até clichê, mas sim, o uso contínuo de ferramentas tecnológicas pode causar problemas de postura que irão ocasionar dor.

Os problemas de coluna mais comuns são hiperlordose, escoliose e hipercifose, que são ocasionados pela má postura.

Além disso o uso constante de aparelhos tecnológicos na posição sentada pode ocasionar:

- Cefaleias,

- Fadiga visual,

- Ressecamento e coceira nos olhos,

- Torcicolo,

- Ombros tensos e arcados,

- Cãibra nos dedos,

- Lesão por esforço repetitivo ou síndrome do túnel do carpo,

- Cotovelos de tenista ou epicondilite lateral,

- Pernas inchadas ou varicosas

- Mindinho de Smartphone, que nesse caso é uma deformidade no dedo.

Fora os problemas de circulação já que as pernas ficam paradas na mesma posição por muito tempo...

Para problemas posturais, é sempre interessante procurar o ortopedista. Ele vai direcionar o tratamento ao fisioterapeuta e fazer o acompanhamento da evolução do tratamento.

Obesidade

Ao falar de obesidade o primeiro vilão conhecido é o açúcar, já que todos sabem que alimentos açucarados são altamente calóricos. O segundo vilão é a gordura, então automaticamente já pensam em fritura, mas antes fosse apenas isso...

Antes de mais nada, vou dar uma de chata e lembrar que a Obesidade é uma doença e como doença deve ser tratada, as causas devem ser buscadas e deve ser feita uma reeducação alimentar e implementada uma rotina de exercícios. A Obesidade Infantil atinge o mundo todo, afetando pelo menos 5% da população de 5 anos, e até excedendo 15% em algumas áreas, dependendo de onde seja feito o levantamento.

Existem diversos mecanismos envolvidos no desenvolvimento e manutenção da obesidade e que participam na regulação do apetite e na ingestão de comida, no padrão de armazenagem de gordura no organismo (tecido adiposo) e no desenvolvimento de resistência à insulina (que é o hormônio que promove a entrada do açúcar na célula). Desde a descoberta da leptina (hormônio que dá sensação de satisfação quando a gente come), foram estudados diversos outros hormônios que servem como mediadores da fome e da vontade de comer, como a grelina (hormônio responsável pela sensação de fome), insulina, orexina, colecistocinina e a adiponectina (mediadores produzidos pelo tecido adiposo).

A obesidade é facilitada pelo Vício em Tecnologia na Infância, já que a criança tem uma necessidade maior de ingestão de alimentos e uma energia enorme para gastar. Quando não é gasta, essa energia se acumula na forma de gordura e sem os exercícios físicos para liberar os hormônios do prazer, a criança acaba recorrendo aos alimentos para ter essa mesma sensação.

Obviamente é mais difícil de uma criança ter problemas orgânicos associados à obesidade, mas ainda assim não é impossível. A Obesidade Infantil acontece quando uma criança está com peso maior que o recomendado para sua idade e altura. As faixas de Índice de Massa Corporal (IMC) determinadas para crianças são diferentes dos adultos e variam de acordo com gênero e idade. Doenças como diabetes, hipertensão e colesterol alto, triglicerídeos altos são algumas consequências da Obesidade Infantil. A condição também pode levar a ansiedade, baixa autoestima e depressão nas crianças. Também pode ocasionar crises de apneia obstrutiva do sono e redução no volume dos pulmões. Também aumenta a incidência de asma devido à produção de uma substância (eotaxina) que provoca o fechamento dos brônquios. O acúmulo de gordura no fígado pode causar esteatose hepática (fígado gordo), cirrose e até câncer de fígado e na vesícula biliar o colesterol pode cristalizar-se e produzir cálculos (pedras na vesícula). O aumento de peso também causa engrossamento e deforma os ossos além de prejudicar as articulações, principalmente dos joelhos e tornozelos. Nas meninas pode afetar o ciclo reprodutivo, atrasando a primeira menstruação e complicando os ciclos menstruais, já nos meninos pode haver queda na produção de espermatozoides e até mesmo impotência.

Síndrome Metabólica

Uma síndrome é um conjunto de sintomas, males ou doenças que que alojam no corpo da pessoa e a Síndrome Metabólica não é diferente já que é um conjunto de sintomas e males que com a evolução do quadro, vão se tornando doenças que geram graves riscos de morte, tendo a má alimentação e o sedentarismo como fatores principais para se dar início à Síndrome Metabólica que também é chamada de Síndrome de Resistência à Insulina.

Os principais fatores de risco para o desenvolvimento da Síndrome Metabólica são:

- Grande quantidade de gordura abdominal;

- Baixo HDL;

- Triglicerídeos elevados;

- Pressão alta (hipertensão);

- Glicose alta (diabetes tipo 2);

Citei apenas os principais pois é mais fácil que uma criança apresente esses sintomas, mas os outros fatores também devem ser levados em consideração.

Um ponto interessante que posso narrar é que atualmente não tenho ouvido falar sobre a Síndrome Metabólica, mesmo vendo crianças e adultos sofrendo com a condição. E em diversos casos se trata a Diabetes tipo 2 (*Mellitus*) como se fosse o único fator existente, mas na verdade o que está acontecendo é a Síndrome Metabólica e o quadro pode ser reversível, e apesar de haver a necessidade da manutenção dos cuidados pode-se abrir mão da terapia medicamentosa por estabilização do organismo, em outras palavras, a pessoa pode parar de tomar remédio já que o organismo vai estar funcionando direito.

Ainda falando sobre a Diabetes dentro da Síndrome Metabólica, um fator que indica o risco de desenvolvimento da resistência a Insulina é a elevação dos triglicerídeos, que são utilizados pelo organismo para a conversão da glicose em energia dentro das células, logo, quando eles estão elevados, indica que tem ou terá muita glicose livre no sangue. Esse tipo de colesterol é encontrado na alimentação nos óleos (origem vegetal) e gorduras (origem animal) ingeridas, mas também pode ser produzido pelo corpo a partir dos carboidratos. Então, pensa comigo, no fim das contas o principal vilão não é necessariamente o açúcar e sim uma união do açúcar e da gordura, o que é facilmente encontrado em alimentos industrializados ou como dizem alimentos processados e isso inclui alimentos como o biscoito salgado e a coxinha.

Um outro ponto que acho importante deixar claro é que a hipertensão também pode fazer parte da Síndrome Metabólica e da mesma forma que a Diabetes *Mellitus*, acaba sendo em certa parte negligenciada do processo, sendo tratada isoladamente. Quando a pessoa está obesa, seu corpo está bem maior, logo precisa de mais pressão para o sangue circular pelo corpo para que as células recebam os nutrientes necessários. Se somarmos essa necessidade a um sangue que estará mais espesso por causa da elevação dos triglicerídeos e do colesterol, vemos que haverá uma necessidade ainda maior de o organismo elevar essa pressão. Então não tem como colocar a culpa só no sódio ou como se ouve muito "a culpa é do sal". O vilão aí vai ser diversos fatores como notou, e não um fator específico e todos esses fatores devem ser tratados. Não adianta apenas reduzir o sal e tomar o remédio. Se não tratar os outros fatores, não conseguirá reverter o quadro.

Obviamente é raro que uma criança desenvolva o quadro de Síndrome Metabólica, mas é possível que ocorra ou que se inicie o processo para que ela se instale, por isso narro os fatores que demonstram o maior risco de desenvolvimento, para que possa ficar atento aos sinais e já consiga modificar a alimentação da criança e introduzi-la à prática de exercícios, para reverter o quadro antes mesmo que ele ocorra.

Transtornos alimentares

Após discorrer um pouco sobre a obesidade, nada mais justo que tratar dos transtornos alimentares que se mostram em alta quando se tem um padrão ideal de beleza "magra". Ressalto aqui que a beleza é como é. Cada corpo é único e existem diversos biótipos, não cabendo em hipótese alguma retratar magreza ou obesidade como padrões de beleza e sim um corpo saudável dentro do que a própria natureza narrou que deve ser.

No caso de bulimia, a pessoa ainda pode aparentar a obesidade ou sobrepeso e será caracterizada por episódios de compulsão alimentar (ou "comer como um potro") seguido por episódios de compensação como indução de vômito, uso de laxativos, jejum, exercícios vigorosos, entre outros.

Já a anorexia se torna um pouco mais delicada, pois pode ocorrer até mesmo antes da criança começar a falar até completar por volta de 12 anos de idade e pode ter diversas causas inclusive problemas de saúde, por isso deve ser observada com cautela e o tratamento deve ser acompanhado por psicólogo, pois muitas vezes por causa do desespero de fazer a criança comer o responsável pode acabar piorando o quadro.

Os sintomas da anorexia infantil podem ser:

- Recusar alimentos constantemente ou em determinadas horas do dia;

- Fazer jejuns prolongados;

- Ansiedade;

- Apresentar tristeza e desinteresse, podendo indicar depressão;

- Fraqueza;
- Achar-se gordo, mesmo sendo magro.

O chamado "ambiente externo" também tem de ser controlado. Isso quer dizer que, nada de TV, vídeos ou jogos durante as refeições. A criança tem de conhecer o próprio corpo e aprender o que são as próprias sensações como fome e saciedade.

Também não podemos esquecer que a influência externa pode trazer diversos transtornos para a vida de crianças. Os chamados "padrões de beleza" são cultuados por diversas pessoas e a forma que a criança trata o próprio corpo é um reflexo não apenas de quem ela é, mas também do que ela ouve. Isso quer dizer que a criança, mesmo pequena pode ser influenciada a se restringir ou seguir determinada tendência pois o "astro" que ela assiste está falando. Cada vez mais temos complicações para filtrar conteúdo e os responsáveis por crianças são os que mais relatam dificuldades com esse conteúdo tão abrangente e difícil de controlar minimamente.

A comida é o combustível do corpo, sem o alimento nosso organismo não consegue se manter funções básicas e pode até mesmo entrar em óbito. Por isso é tão importante manter uma alimentação equilibrada e se alimentar bem.

Após a criança completar 12 anos, o quadro de anorexia começa a ser visto como Anorexia Nervosa e a causa é multifatorial sendo associada a depressão e diversos sintomas que muitas vezes acabam sendo percebidos quando os sinais físicos já estão muito avançados, podendo e até mesmo prejudicando o desenvolvimento do organismo da pré-adolescente ou adolescente.

Sintomas da Anorexia Nervosa ou simplesmente anorexia:

> Impulsividade - se reflete inclusive na alimentação, sendo comum ingerir alimentos compulsivamente (comer muito, muito mesmo) e em seguida realizar longos períodos de jejum (não comer absolutamente nada), essa impulsividade ocorre nos relacionamentos ou nas decisões do dia a dia,

assim é comum que a pessoa aja por impulso e depois se arrependa;

➢ Hiperatividade - a pessoa não consegue parar e se concentrar nas atividades que está realizando.

➢ Isolamento social - muitas vezes associado a recusa em se alimentar normalmente e para evitar situações de pressão, seja da família ou de amigos, a pessoa evita realizar atividades de socialização.

➢ Alterações hormonais - podem ser observadas não só no humor, mas também no fluxo menstrual. É comum que mulheres com anorexia não mantenham a frequência menstrual regular, sendo comum ficar longos períodos sem sangramento.

➢ Perda de peso exagerada e repentina - muitas vezes é comum encontrar pessoas que já são magras, mas se sentem acima com peso. Para quem tem anorexia e já é magro, a perda de peso pode ser assustadora para quem vê. E essa mudança pode ocorrer de uma semana para outra, sem exagero.

➢ Fazer exercícios físicos de forma exagerada - vício em atividade física, intensa e com o objetivo de perder peso é um sintoma de quem tem anorexia.

➢ Controlar a alimentação de forma exagerada - contar constantemente o que é ingerido ao longo do dia. A contabilidade de calorias é extrema e a pessoa costuma colocar limites calóricos diários muito abaixo do mínimo necessário.

➢ Ingerir medicamentos para o controle de peso - Outro sintoma de quem tem anorexia é a ingestão de remédios para emagrecer e laxantes. Com efeitos distintos, os remédios para emagrecer podem causar perda de apetite e uma série de problemas posteriores, como depressão, entre outros. Já os laxantes têm a finalidade de eliminar rapidamente o que foi ingerido, proporcionando o mínimo de absorção de calorias e nutrientes.

A maior dificuldade pode ser a busca pela ajuda necessária para a pessoa, pois ela provavelmente vai negar que tenha algum problema com a alimentação. Por isso tenha paciência, mas não deixe de buscar auxílio. Psicólogo, psiquiatra, nutricionista e pediatra são os profissionais indicados para o diagnóstico e tratamento da anorexia nervosa.

Problemas Nutricionais

Logicamente a anorexia e a bulimia podem levar a problemas nutricionais, mas muita gente não iria considerar que a obesidade também pode levar a esse mesmo quadro. Além de também devermos considerar que a deficiência nutricional poder levar aos quadros de anorexia, obesidade, bulimia, depressão e ansiedade, entre outros.

Além principais macromoléculas que devem estar presentes em nossa alimentação são:

- ✓ Proteínas – são encontradas em carnes e plantas.

- ✓ Lipídios – são as gorduras presentes em plantas, cereais, sementes e carnes.

- ✓ Ácidos nucleicos – são macromoléculas presentes em todas as células de seres vivos.

- ✓ Glicídios – são açúcares, encontrados nos vegetais.

Além das macromoléculas também se deve ingerir vitaminas e minerais, mas isso é de saber popular, o que muita gente não sabe é que a falta de vitaminas pode provocar sérios problemas da saúde, que tem um diagnóstico complicado e muitas vezes podem acabar por não serem diagnosticados a tempo, podendo ocasionar até mesmo o óbito.

Um exemplo interessante disso é a deficiência de Vitamina C, que causa uma doença chamada escorbuto. Seus sintomas são progressivos e afetam o tecido conjuntivo, que, além de ser ricamente vascularizado, atua como suporte às paredes dos vasos sanguíneos, dos ossos, então pode ocasionar sangramento e inflamação gengival e até mesmo a perda dos dentes, inflamação e dor nas articulações, queda de cabelos entre outros sintomas... Mas como a vitamina C é suplementada em diversos produtos alimentares, normalmente quando a pessoa apresenta os sintomas iniciais não se desconfia do escorbuto, que acaba sendo diagnosticado tardiamente e acaba tendo uma recuperação lenta pois já tem muito tecido danificado.

Os brasileiros têm um consumo moderado de zinco, que não atinge as proporções ideais, e sua deficiência no organismo pode causar fragilidade do sistema imunológico, ferimentos que não cicatrizam, dificuldade de sentir gosto salgado de alimentos, problemas na pele (psoríase), aumento dos níveis de glicose no sangue, pele seca e amarelada e mau funcionamento do fígado.

Especificando apenas uma vitamina e um mineral já pode se notar que eles são a chave para uma boa qualidade de vida e que realmente está na hora de olharmos com mais carinho para a nossa nutrição. Não estou falando que as pessoas devem se tornar fanáticas pela alimentação, nem que devam aderir a um estilo de vida específico, o que importa é que se viva o melhor possível e com saúde.

E se acredita que podemos suprir as necessidades nutricionais apenas com uma alimentação equilibrada, recomendo que pense novamente. Uma vitamina essencial para o funcionamento do corpo é a vitamina D e nós a produzimos usando a luz do sol, sim, a planta faz a fotossíntese e nós sintetizamos vitamina D. Então quando a criança tem Vício em Tecnologia e prefere ficar em casa sem receber luz solar, fica com pouca vitamina D no organismo e, no caso das crianças, essa vitamina é uma das principais para o crescimento, pois regula o cálcio e o fósforo no organismo.

Sim, uma coisa depende da outra e nós dependemos de todas elas para podermos ter uma vida saudável e nos sentirmos bem.

Para obter informações de como elaborar uma dieta equilibrada para a criança ou se está sofrendo alguma deficiência de vitamina, o pediatra e o nutricionista são os profissionais adequados a procurar. Dependendo da situação, pode ser indicado que se faça o suo de suplementos, que são as vitaminas que encontramos na farmácia, mas só se deve tomar qualquer medida com a recomendação ou concordância do pediatra ou do nutricionista, já que o excesso de vitaminas pode gerar uma hipervitaminose, o que também é prejudicial ao organismo.

Posfácio

Como se pôde perceber uma coisa nunca está isolada, é sempre um conjunto de fatores que atua para que determinada situação ocorra, se desenvolva ou se instale. Por isso a atenção sempre deve existir.

Educar uma criança não é tarefa fácil, na verdade, vejo como um esforço hercúleo, principalmente se levarmos em conta que em tempos nem tão antigos assim, havia uma divisão de tarefas bem definida e atualmente além do trabalho de cuidar da criança a família ainda tem que se estruturar sem parâmetros sociais definidos, o que por um lado é maravilhoso mas por outro gera muito trabalho por se ter que quebrar paradigmas e tabus internos e principalmente por se tornar uma situação de tentativa-erro de como a divisão realmente funciona para aquele núcleo familiar sem causar sobrecarga a nenhuma das parte.

Coisas simples como fazer a comida e limpar a casa que eram tarefa de apenas uma pessoa, atualmente são divididas pelos moradores da residência sem distinção, mas como cada um tem o seu horário, o trabalho intelectual de como organizar os "trabalhos" sem que interfira nas rotinas de trabalho e estudo acaba sendo resultado de muita leitura, estudo e debate.

Espero que com o passar do tempo as famílias consigam ter parâmetros melhor estruturados desde a infância e o ponto principal para isso é a educação. Antes a TV era o vilão, depois o videogame e agora ainda temos a internet. Todos estão o tempo inteiro conectados, mas muitas vezes por isso mesmo a família acaba se tornando distante.

Nosso tempo acaba sendo consumido por diversas tarefas que realmente são importantes, mas que não seriam tão urgentes e acabamos por deixar de dar a atenção que gostaríamos aqueles que amamos. Então, se eu puder fazer uma recomendação, digo, tire um dia para desacelerar, faça uma slow food (comida padrão, sem aditivos) com todos da família e depois comam juntos, ouça ativamente o que o outro fala e se conecte com cada um. Bebam suco enquanto comem e depois tomem um café. Tire aquele dia para a família e procure fazer um desses ao menos a cada 15 dias.

Espero, de coração, que este livreto tenha sido ou seja de algum auxílio para você.

REFERÊNCIAS

CAMPELAS, Bruno. **Até o fim de 2017, Brasil terá um smartphone por habitante, diz FGV**. O Estado de São Paulo. 2017. Disponível em: <http://link.estadao.com.br/noticias/gadget,ate-o-fim-de-2017-brasil-tera-um-smartphone-por-habitante-diz-pesquisa-da-fgv,70001744407>

CHAVES, I. C. G. **Tecnologia e Infância**: Um Olhar Sobre As Brincadeiras Das Crianças. 23 f. Trabalho de Conclusão de Curso (Licenciatura em Pedagogia) - Centro de Ciências Humanas, Letras e Artes. Universidade Estadual de Maringá. Maringá, 2014.

DAVEY, S. et al. **Predictors and consequences of "Phubbing" among adolescents and youth in India**: An impact evaluation study. Journal of Family and Community Medicine, v.24, n.1, p.102–5, 2017. Disponível em: <https://www.ncbi.nlm.nih.gov/pmc/articles/PMC5774041/?report=printable>.

DE VRIES, Hille T. e colab. **Problematic internet use and psychiatric co-morbidity in a population of Japanese adult psychiatric patients**. BMC Psychiatry, v. 18, n. 1, p. 9, 17 Dez 2018. Disponível em: <https://bmcpsychiatry.biomedcentral.com/articles/10.1186/s12888-018-1588-z>.

FERNANDES, Regina Maria França. **O Sono Normal**. In: Medicina, 2006, Ribeirão Preto. Simpósio... Distúrbios Respiratórios do Sono, 2006, v. 39, n. 2, p. 157–168. Disponível em: <file:///C:/Users/tanin/Downloads/Fisiologia+do+sono.pdf>.

FÖCKER, Manuel e colab. **Effect of an vitamin D deficiency on depressive symptoms in child and adolescent psychiatric patients**: a randomized controlled trial study protocol. BMC Psychiatry, v. 18, n. 1, p. 57, 1 Dez 2018. Disponível em: <https://bmcpsychiatry.biomedcentral.com/articles/10.1186/s12888-018-1637-7>.

FORTIM, Ivelise e ALVES, De Araujo Ceres. **Aspectos psicológicos do uso patológico de internet**. Boletim Academia Paulista de Psicologia, v. 33, n. 85, p. 292–311, 2013. Disponível em: <http://www.redalyc.org/articulo.oa?id=94629531007w.redalyc.org/articulo.oa?id=94629531007>.

GUEDES, Niro. **A influência da tecnologia para o sedentarismo de estudantes no Ensino Fundamental**. 2015. 22 f. Trabalho de Conclusão de Curso (Licenciatura em Educação Física) - Faculdade de Ciências da Educação e Saúde, Centro Universitário de Brasília, Brasília, 2015.

LIMA, Ana Cristina Costa e CAPONI, Sandra Noemi Cucurullo De. **A força-tarefa da psiquiatria do desenvolvimento**. Physis Revista de Saúde Coletiva, p. 1315–1330, 2011.

MAGNUS, Renata dos Santos e colab. **Caracterização da síndrome cruzada superior (SCS)**: relações com dor e hábitos posturais. In: Semana de Ciência e Tecnologia, VIII, Criciúma. Trabalho Completo de Pesquisa... Criciúma: Universidade do Extremo Sul Catarinense. 1-17 f.

NASCIMENTO, Reggiane Aparecida Do e CRUZ, Mafalda Luzia. **A criança como retrato do narcisismo na sociedade atual**: A vaidade infantil. CES Revista, v. 21, p. 129–139, 2007.

NETO, Júlio Anselmo de Sousa e CASTRO,Bruno Freire de. **Melatonina, ritmos biológicos e sono**: uma revisão da literatura. Revista Brasileira de Neurologia, v. 44, n. 1, p. 5–11, 2008. Disponível em: <http://lildbi.bireme.br/lildbi/docsonline/lilacs/20090300/151-LILACS-UPLOAD.pdf>.

PAIVA, Nathália Moraes Nolêto de e COSTA, Johnatan da Silva. **A influência da tecnologia na infância**: Desenvolvimento ou ameaça?. O Portal dos Psicólogos, p 1-17. 2015.

PECHORRO, Pedro e colab. **Auto-estima e narcisismo na adolescência**: Relação com delinquência auto-relatada em contexto forense e escolar. Análise Psicológica, v. 30, n. 3, p. 329–339, 2012.

PEDROSA, Cláudia e CRUZ, Gerogina e PEREIRA, Suzana Aires. **Hábitos e Perturbações do sono de uma população Infantil de Vila Nova de Gaia**. Acta Pediatr. Port., v. 35, n. 4, p. 323–328, 2014.

PEREIRA, Juliana Fernandes et Al. **Avaliação do uso de smartphones na incidência da neuropatia compressiva**: Síndrome do túnel do carpo. In: Congresso Internacional de Ergonomia Aplicada, 1 2016, **Tópico Temático...** 2016.

REED, Phil e colab. **Differential physiological changes following internet exposure in higher and lower problematic internet users**. PLOS ONE, v. 12, n. 5, p. e0178480, 25 Maio 2017. Disponível em: <http://dx.plos.org/10.1371/journal.pone.0178480>

SPRITZER, Daniel Tornaim e colab. **Dependência de tecnologia**: Avaliação e diagnóstico. Revista debates em psiquiatria, v. 9, p. 25–31, 2016. Disponível em: <http://abp.org.br/rdp16/01/RDP_1_201603.pdf>.

UNIMED - BH. **Crianças e adolescentes e as novas mídias e tecnologias da Era Digital**: Conhecimento, prazer ou doença?. Belo Horizonte, Minas Gerais: Unimed-BH. 2017.